Makhlouf Dorsaf
Nahla Kechiche
Lassaad Sahnoun

Torção do cordão espermático num testículo ectópico

Makhlouf Dorsaf
Nahla Kechiche
Lassaad Sahnoun

Torção do cordão espermático num testículo ectópico

Torção testicular num testículo ectópico em crianças

ScienciaScripts

Imprint

Any brand names and product names mentioned in this book are subject to trademark, brand or patent protection and are trademarks or registered trademarks of their respective holders. The use of brand names, product names, common names, trade names, product descriptions etc. even without a particular marking in this work is in no way to be construed to mean that such names may be regarded as unrestricted in respect of trademark and brand protection legislation and could thus be used by anyone.

Cover image: www.ingimage.com

This book is a translation from the original published under ISBN 978-620-6-72530-5.

Publisher:
Sciencia Scripts
is a trademark of
Dodo Books Indian Ocean Ltd. and OmniScriptum S.R.L publishing group

120 High Road, East Finchley, London, N2 9ED, United Kingdom
Str. Armeneasca 28/1, office 1, Chisinau MD-2012, Republic of Moldova, Europe
Printed at: see last page
ISBN: 978-620-8-31072-1

ÍNDICE

INTRODUÇÃO

O testículo não descido é uma anomalia genital que se refere a qualquer anomalia na migração testicular, quer esteja ou não no trajeto normal de descida do testículo, sendo uma doença complexa e multifatorial [1]. Vários factores hormonais, genéticos e ambientais estão envolvidos na sua génese e contribuem para o recente aumento da sua incidência, particularmente nos países industrializados. A gravidade desta condição reside no risco imediato de torção e no risco a longo prazo de infertilidade e transformação maligna. Quanto mais elevada for a posição do testículo, maior é o risco. Esta potencial degeneração da glândula testicular num seminoma ocorre na idade adulta, entre os 30 e os 40 anos. A descida do testículo para a bursa não altera este risco. Para além destes riscos importantes, existem as consequências psicológicas para os doentes com um testículo ausente, pequeno ou insuficientemente descido [3].

O quadro clínico de uma torção de um testículo ectópico é invulgar, expondo o doente a um elevado risco de atraso no tratamento. Vários aspectos permanecem controversos: a fisiopatologia, o papel da imagiologia no diagnóstico, a técnica de fixação do testículo torcido, as suturas a utilizar, a indicação de orquiectomia e a fixação ou não do testículo contralateral.

OBJECTIVOS

É neste contexto que se insere o nosso projeto de estudo, no qual nos propusemos estudar as caraterísticas epidemiológicas, clínicas e prognósticas das crianças operadas à torção de um testículo ectópico.

MATERIAIS E MÉTODOS

1-Tipo de estudo :

Este é um estudo retrospetivo de 21 casos de torção de um testículo ectópico em crianças operadas no departamento de cirurgia pediátrica do Hospital Universitário Fatouma Bourguiba, Monastir, durante um período de 16 anos, de janeiro de 2005 a julho de 2020.

2-Amostragem :

A amostra baseou-se no recrutamento exaustivo de todos os pacientes consultados cujo diagnóstico era a torção de um testículo ectópico.

* Critérios de inclusão

Todas as crianças operadas por torção de um testículo ectópico no serviço de cirurgia pediátrica do CHU FBM

3-Instrumento de medição :

Os dados foram recolhidos a partir dos registos médicos, dos relatórios operatórios e do exame anatomopatológico das peças de orquiectomia. Os registos médicos e os relatórios foram analisados utilizando um formulário que teve em consideração os seguintes elementos: (anexo 1)
-Idade

-Mês da consulta

-Antecedentes familiares e pessoais e co-morbilidades

-Sintomatologia

-Exame físico

-exames paraclínicos

-exploração cirúrgica e procedimento efectuado

-Exame anatomopatológico

acompanhamento pós-operatório

RESULTADOS

O nosso estudo incluiu 21 doentes operados entre janeiro de 2005 e janeiro de 2019 no departamento de cirurgia pediátrica do CHU Fatouma Bourguiba Monastir por torção do testículo ectópico.

I- Estudo clínico: 1- Idade :

A idade média dos doentes era de 24 meses (2 anos), com extremos que variavam entre 11 dias e 108 meses (9 anos).

Setenta e um vírgula cinco por cento das crianças (71,5%) eram bebés com idades compreendidas entre 1 mês e 2 anos.

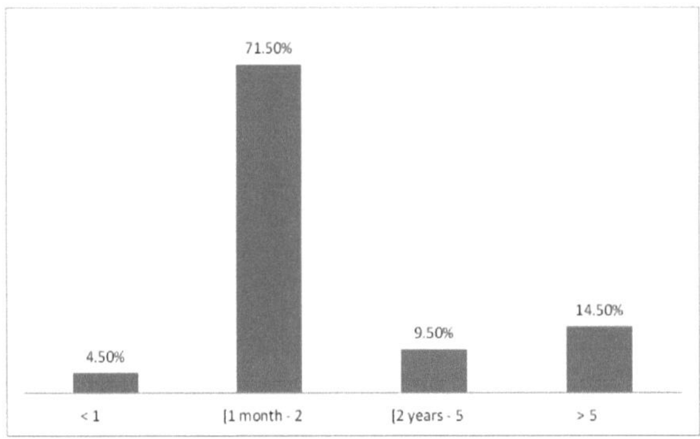

Figura 1: Repartição da população do estudo por grupo etário

2- Mês da consulta :

Vinte e oito por cento (28%) dos doentes incluídos no estudo consultaram um médico no verão Não houve correlação estatisticamente significativa entre a idade e a estação do ano da consulta (p=0,506).

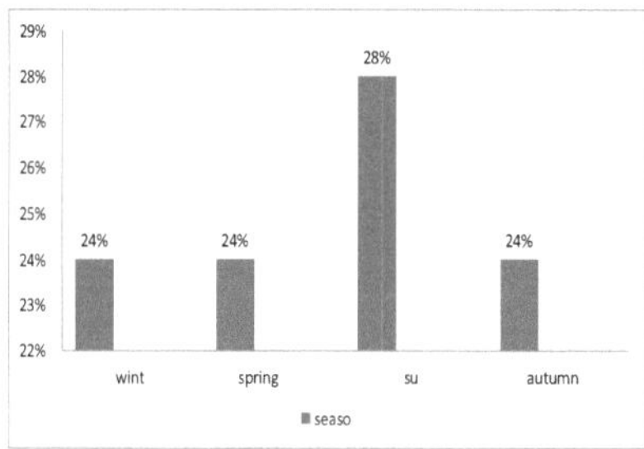

Figura 2: Distribuição da população do estudo por época de consulta

3- História familiar :

Neste estudo, não foram registados antecedentes familiares de criptorquidia ou torção testicular.

4- História pessoal :

As histórias pessoais mais comuns foram :

- Baixo peso à nascença (5%)

- Meningite (9%)

- Infeção materno-fetal (5%)

- Dificuldade respiratória neonatal (5%)

- Asma (5%)

- Hérnia inguinal homolateral (5%) e bilateral (5%)

- Doentes com ectopia testicular conhecida 62% (unilateral em 38% e bilateral em 24%)

A figura seguinte resume a história pessoal

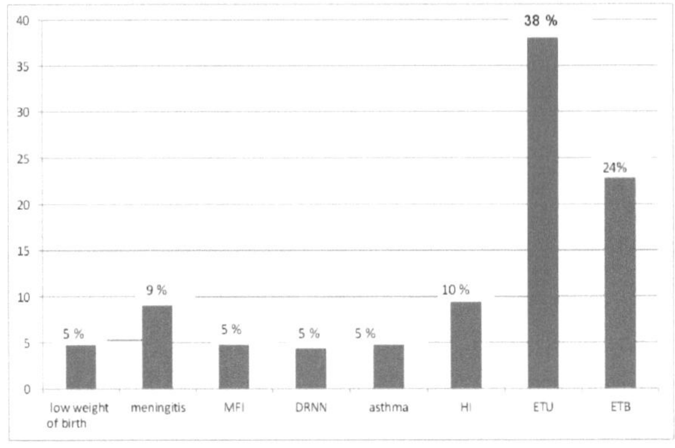

Figura 3: Repartição da população do estudo por antecedentes pessoais

5- Comorbilidades :

As co-morbilidades foram registadas em 19% das crianças, por ordem decrescente de frequência:

• paralisia cerebral (42%)

• epilepsia (9%),

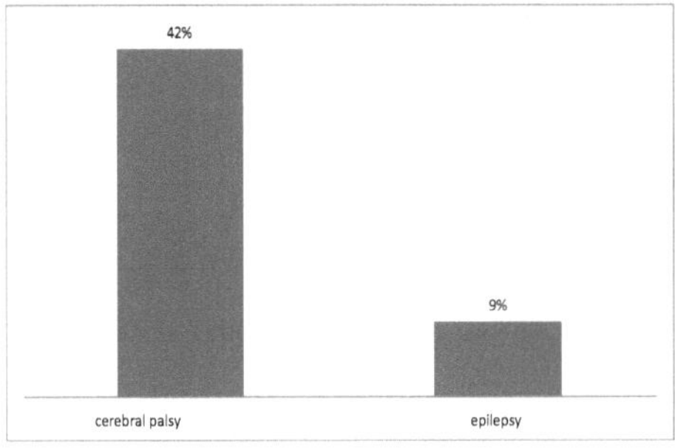

Figura 4: Percentagem de doentes com comorbilidades na população estudada

6- Motivos da consulta :

O inchaço inguinal foi o motivo de consulta quase constante, presente em 95% dos casos. (Figura 5)

Ela era

• Associada a dor inguinal intensa em **38%** dos casos,

• sinais inflamatórios locais em **9% dos casos (Figura 6)**

• **5% de** agitação

A dor inguinal isolada foi registada em apenas **5%** dos casos.

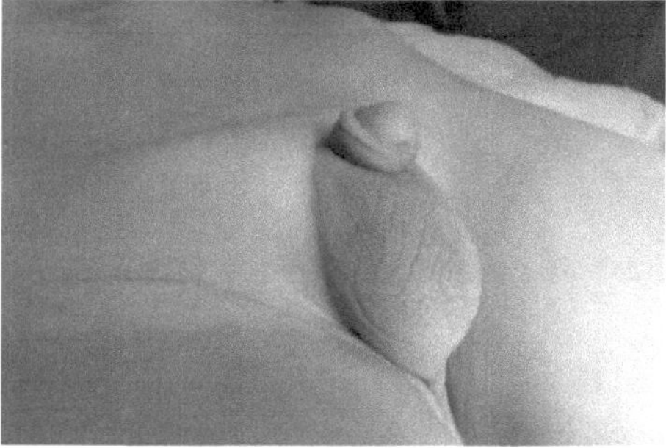

Figura 5: Edema inguinal direito com bursa homolateral vazia

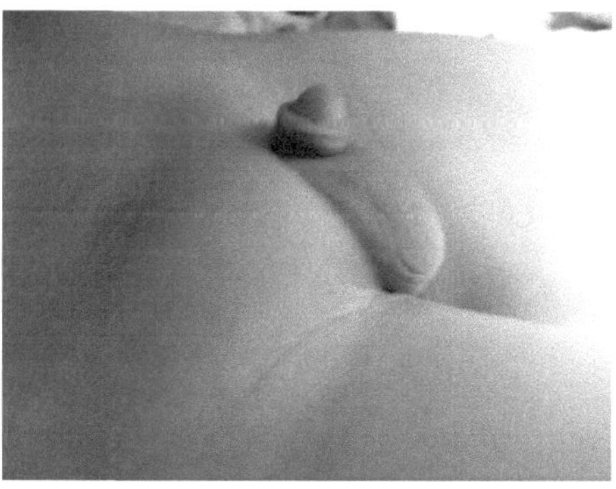

Figura 6: Edema inguinal direito com sinais inflamatórios associados

7- Duração dos sintomas:

A duração média dos sintomas foi de 31 horas, com um mínimo de 12 horas e um máximo de 72 horas (fig. 7). Sessenta e seis por cento (66%) dos doentes consultaram um médico entre 24 horas e 48 horas após o início dos sintomas.

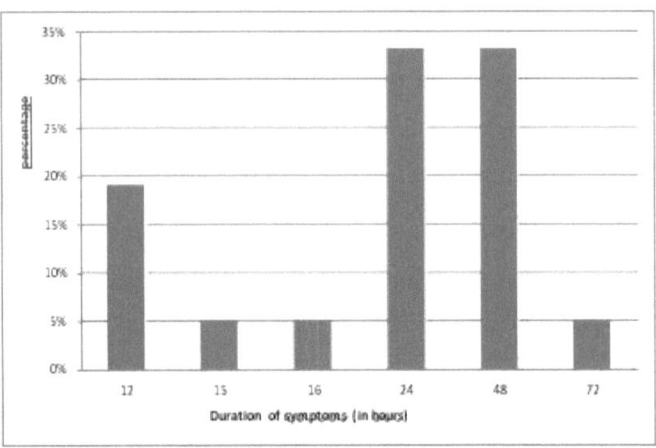

Figura 7: Repartição da população do estudo por duração dos sintomas

8- Sinais associados :

Os nossos resultados mostraram que os sinais associados eram essencialmente :

- Febre moderada de 38,5 a 39 em 14%.
- Vómitos alimentares em 9% dos casos.

9- Exame físico :

O exame físico revelou uma tumefação inguinal unilateral dura, dolorosa e intratável, com uma bursa homolateral vazia em 100% dos casos; associada a sinais inflamatórios locais (vermelhidão e calor) em 43% dos casos.

10- Visitar

Na nossa população de estudo, o testículo afetado era o esquerdo em 76% e o direito em 24% dos casos (fig. 8).

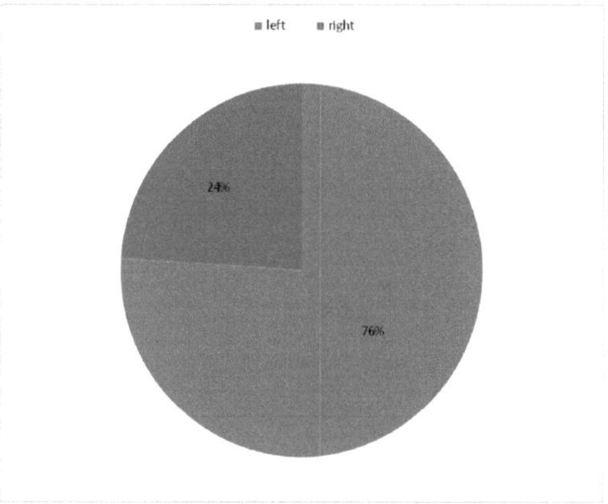

Figura 8: Distribuição da população estudada de acordo com o lado do testículo afetado

II- Estudo paraclínico :

1- Ecografia inguinal :

Quinze rapazes/21 fizeram uma ecografia inguinal (71%): A ecografia mostrou

Um testículo inguinal ectópico com :

- Um testículo heterogéneo em 52% dos casos

- Vascularização periférica presente em 20% dos casos

- Redução da vascularização em 13% dos casos

- Voltas das bobinas (2 voltas das bobinas) em 7

- Uma hérnia inguinal estrangulada com conteúdo epiploico e testicular com sinais de hipovitalidade testicular foi encontrada em 7%.

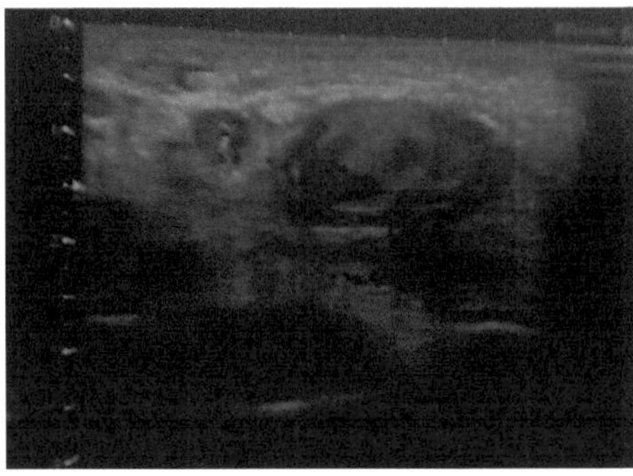

Figura 9: Testículo com ecoestrutura heterogénea e vascularização periférica

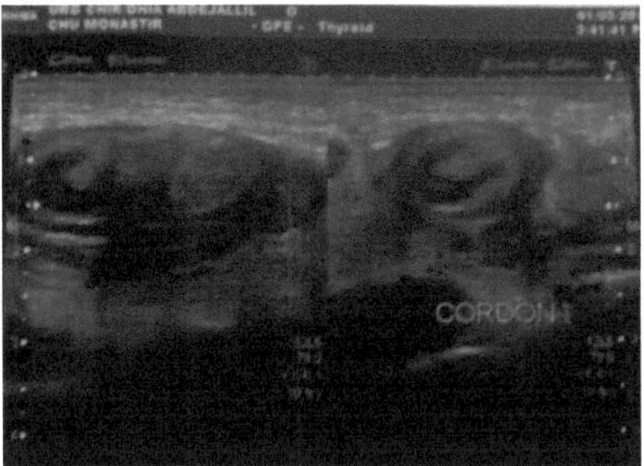

Figura 10: Testículo ectópico com ecoestrutura heterogénea e tamanho reduzido

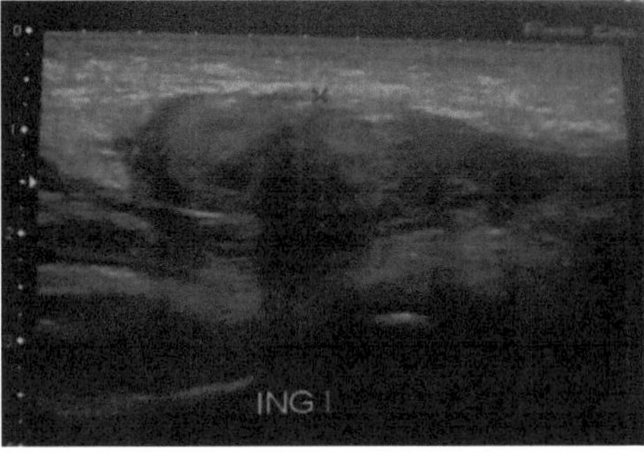

Figura 11 : Testículo ectópico no canal inguinal com ecoestrutura heterogénea e tamanho reduzido

2- Biologia :

Na nossa série, um controlo biológico que foi solicitado

• Foi normal em 43% dos casos

• Apresentou hiperleucocitose em 43% dos casos Os resultados são

apresentados no Quadro I

Tabela I: Resultados biológicos na população em estudo

	força de trabalho	percentagens
hiperleucocitose	9	43 %
Hiperleucocitose e PCR elevada	2	9 %
PCR elevada	1	5 %
Normal	9	43 %
TOTAL	21	100

III- Exploração cirúrgica: 1- Abordagem :

Na nossa série, a exploração foi efectuada em todos os casos por

incisão inguinal.

2- Exploração :

a- Tipo de torção

A torção foi intra-vaginal em 71% dos casos (fig. 12).

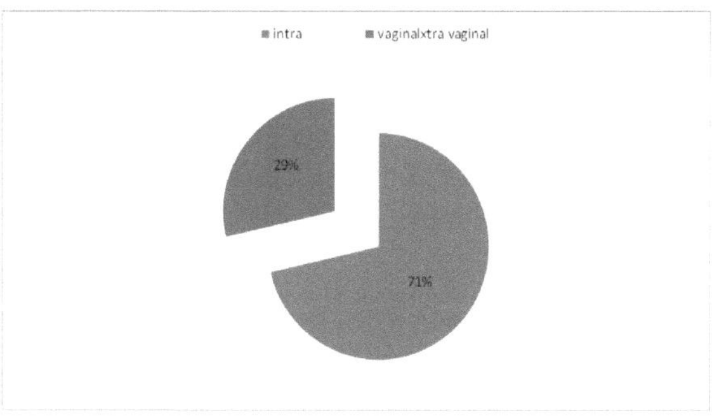

Figura 12: Localização do testículo afetado de acordo com a exploração

cirúrgica b- Número de voltas da torção testicular :

13

O número de voltas da torção testicular foi especificado em 13 doentes operados na nossa série. Em 38% dos casos, a torção era constituída por duas voltas (fig.13).

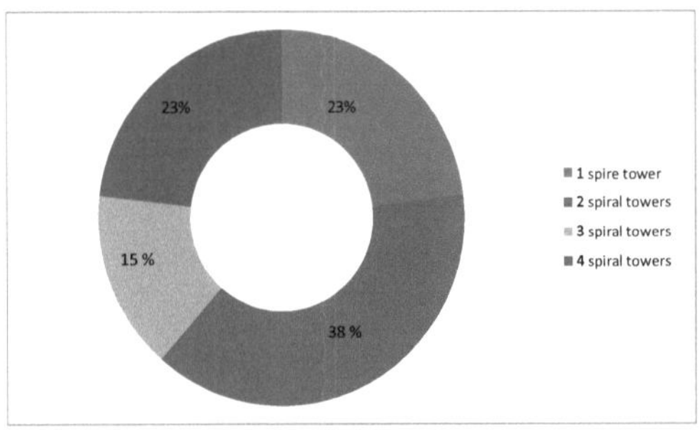

Figura 13: Número de voltas c- Vitalidade testicular :

Os achados intra-operatórios dos nossos doentes foram os seguintes (fig.14):

• 86% de testículo preto

• 14% testículo Azul arroxeado

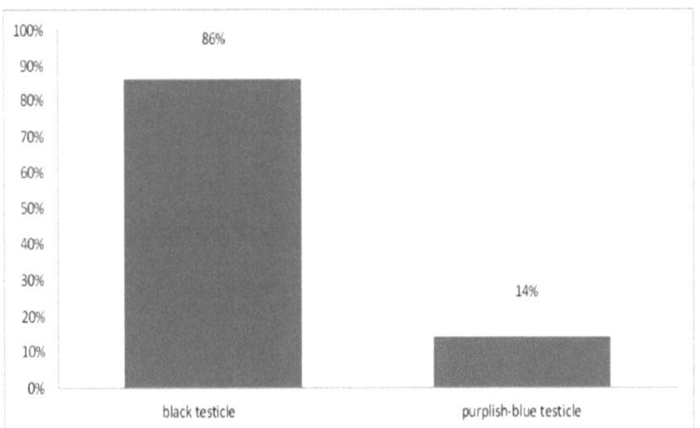

Figura 14: Achados intra-operatórios

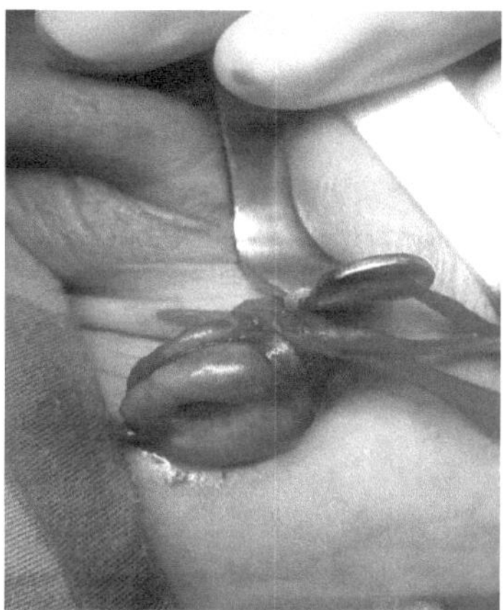

Figura 15: Torção do cordão espermático

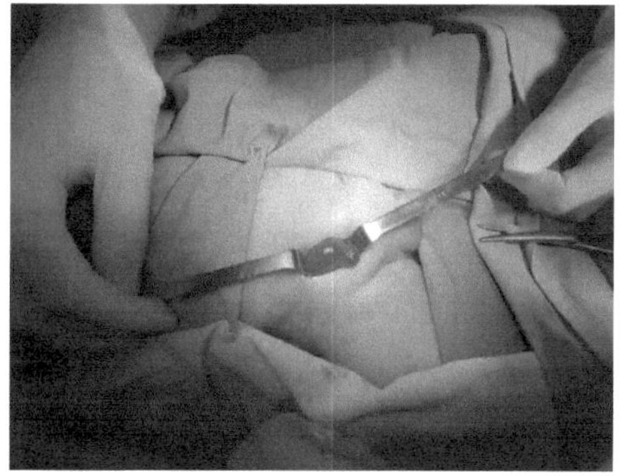

Figura 16: Testículo edematoso

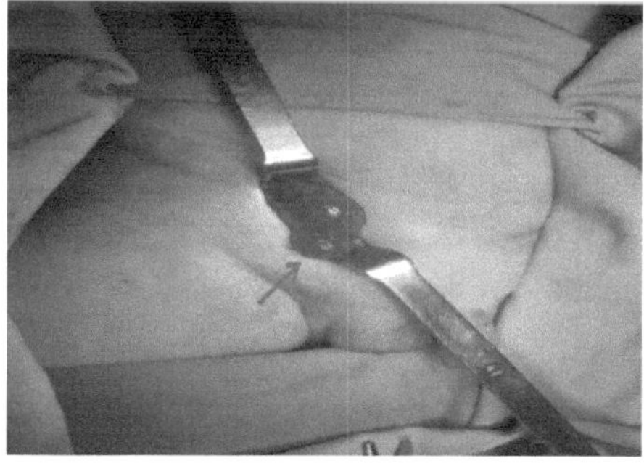

Figura 17: Torção do cordão espermático (seta)

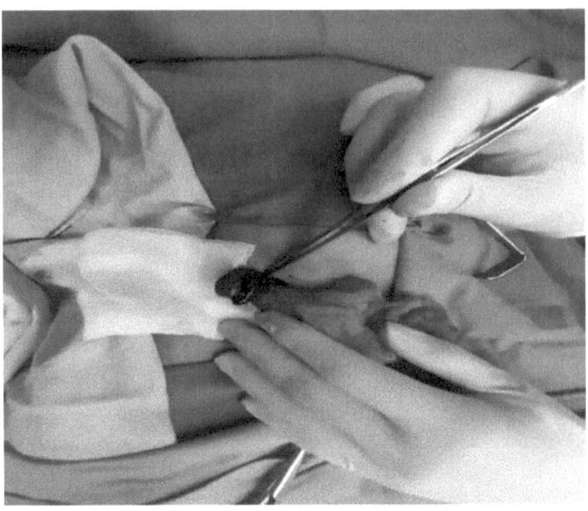

Figura 18: Testículo ectópico retorcido de cor negra

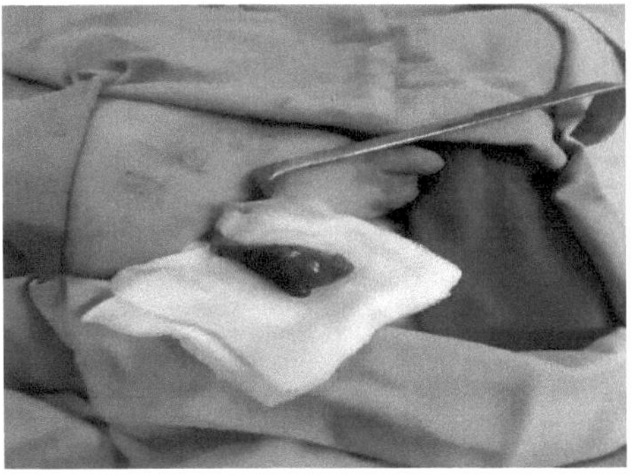

Figura 19: testículo azul-púrpura após a detorsão

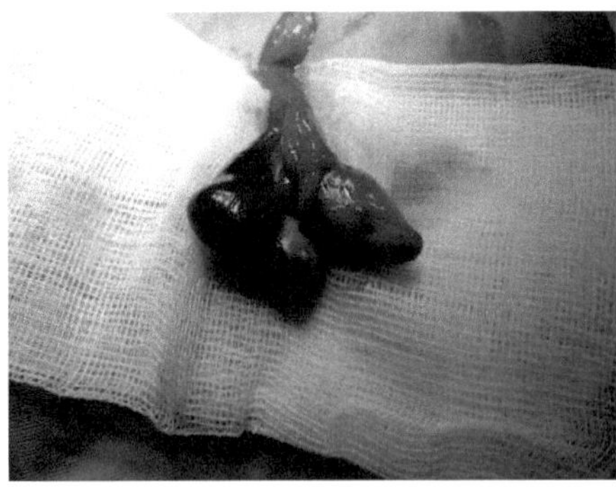

Figura 20: Testículo ectópico isquémico não recuperável após a torção

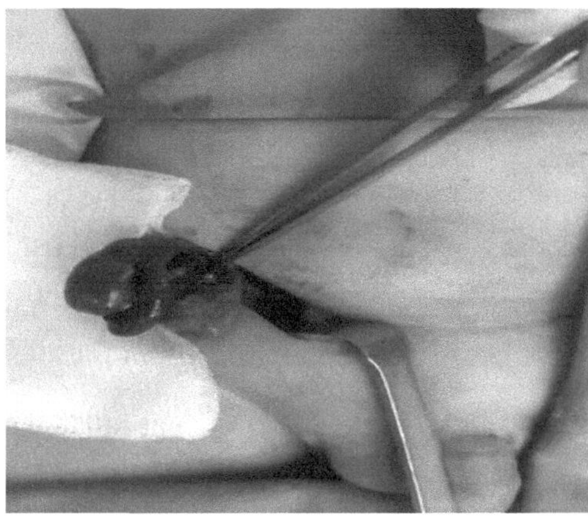

Figura 21: Testículo preto com rotação da espira (pinça)

IV- Procedimentos cirúrgicos:

1- procedimento:

Na nossa série :

- A orquidopexia foi efectuada em 48% das doentes (10 casos).

- A orquiectomia foi efectuada em 52% dos doentes (11 casos). 2-
Testículo contralateral:

Entre os nossos doentes, 48% dos testículos contralaterais estavam no lugar e não foram submetidos a fixação, enquanto 19% eram ectópicos e foram submetidos a abaixamento e orquidopexia ao mesmo tempo.

Tabela II: Procedimentos efectuados de acordo com a posição do testículo contralateral

Testículo contralateral: posição e gesto	percentagem
no local, orquidopexia	19 %
no local, sem fixação	48 %
ectópica, orquidopexia	19 %
ectópica, sem fixação	14 %

V-Acompanhamento pós-operatório :

1- Seguimento imediato: Complicações e duração do internamento hospitalar: Não foram registadas complicações no pós-operatório. Vinte pacientes tiveram alta 24 horas após a cirurgia. Uma criança desenvolveu uma febre viral e teve alta 96 horas após a cirurgia.

2- Controlo a longo prazo :

O seguimento durante um período médio de 1,8 meses mostrou (11 pacientes foram perdidos no seguimento, ou seja, 43% da população do estudo):
- No grupo da orquidopexia: 3 doentes tinham testículos de tamanho normal (um dos quais desenvolveu torção testicular contralateral 4 meses após a cirurgia e beneficiou de orquidopexia) e 2 doentes tinham atrofia testicular.
- No grupo da orquiectomia: os testículos contralaterais eram todos de tamanho normal, exceto num doente em que se observou um testículo de tamanho reduzido (o doente foi submetido a um exame sob AG que mostrou: um testículo hipoplásico localizado na raiz da bursa e foi realizada uma orquidopexia) (**separador n.º III**).

Quadro III: Resultados do seguimento a longo prazo de doentes operados por torção de um testículo ectópico

Grupo	Passo atrás		Percentagem
orquidopexia	Testículos eutróficos	Torção testicular contralateral	1 doente /5
		Nenhum incidente	3 doentes /5
	testículo atrófico		2 doentes /5
orquiectomia	Hipotrofia contralateral		1 doente / 5
	Testículos contralaterais eutróficos		4 pacientes/5
	Testículos contralaterais aumentados		0 pacientes/5

VI- Anatomopatologia :

Neste estudo, 11 doentes foram submetidos a orquiectomia e o exame anatomopatológico revelou: necrose hemorrágica em 100% dos casos

DISCUSSÃO

A torção de um testículo implantado é uma ocorrência bastante frequente nos serviços de urgência pediátricos. A sua frequência varia na literatura, oscilando entre 20% e 30% [4-5]. Afecta principalmente crianças e adolescentes, com uma incidência aproximada de 1 em 4000 homens com idade inferior a 25 anos [6]. Além disso, a torção de um testículo não descido permanece uma condição excecional; a sua incidência varia de acordo com as séries e depende da escolha e da idade das populações estudadas.

Um testículo não descido está associado a um maior risco de torção em comparação com um testículo colocado. Williamson [2] estima que o risco de torção é 10 vezes superior num testículo criptorquídeo. A torção do cordão espermático é uma situação extremamente grave e um atraso ou um diagnóstico incorreto pode levar a uma isquémia testicular. Por este motivo, em caso de suspeita de torção testicular, o doente deve ser submetido a uma exploração cirúrgica o mais rapidamente possível, nas primeiras 6 horas. Nenhum exame radiológico deve atrasar este procedimento.

Dado o risco de recidiva contralateral, a fixação profiláctica do testículo contralateral no momento da operação continua a ser objeto de debate. Neste estudo, relatamos os casos de torção do testículo criptorquídeo operados no nosso serviço de cirurgia pediátrica CHU Fatouma Bourguiba Monastir com o objetivo de caraterizar melhor esta patologia, bem como de facilitar o diagnóstico, a fim de reduzir a taxa de orquiectomia.

I- Estudo clínico: 1-Incidência :
A torção testicular é uma condição pouco frequente, afectando 3,8% dos

homens com idade inferior a 18 anos [7]. A torção de um testículo criptorquídeo continua a ser uma condição rara.

Diamopoulos et al [8] e Sauvat et al [9] encontraram apenas 2 casos de torção num testículo ectópico em duas séries de 40 casos e 86 casos de torção testicular.

2- Idade

A torção de um testículo escrotal é classicamente descrita na literatura como tendo uma descrição bimodal com um duplo pico de incidência, afectando principalmente recém-nascidos e jovens adolescentes na idade da puberdade [10]. A idade média de torção de um testículo ectópico é comparável, segundo vários estudos, à de um testículo in situ, variando na literatura entre os 7,5 meses e os 10,8 anos [11,12,13,14]. Na nossa série, um pico de incidência foi marcado para bebés com idades entre 1 mês e 2 anos (71,5%) com uma idade média de 2 anos.

3- Mecanismos e formas anatómicas

A literatura descreve 2 mecanismos de torção testicular, independentemente da localização do testículo afetado (ectópico ou no local): intravaginal e extravaginal. O mecanismo intravaginal diz respeito à torção de um testículo com uma malformação em forma de sino: a túnica vaginal cobre o testículo, o epidídimo e também parte do cordão espermático, em vez de estar ligada a eles, criando um testículo na túnica sem ligação. Isto permite-lhe rodar livremente em torno do eixo das cordas. Extravaginal refere-se a casos sem malformação, quando a torção ocorre na túnica vaginal. [15,16]

A torção testicular em crianças é classificada de acordo com a idade em

2 grupos:

Torção perinatal que ocorre desde o período pré-natal até 1 mês de vida e torção não neonatal. Na torção neonatal: o cordão espermático, o testículo e a túnica vaginal rodam em conjunto. Trata-se, portanto, de uma torção extravaginal [17]. Em contraste, a torção testicular em bebés e crianças mais velhas é principalmente intravaginal [18]. A literatura descreve que aproximadamente 90% dos casos resultam de torção intravaginal [19], na nossa série também observámos uma clara predominância de torção intravaginal entre os nossos doentes, com uma percentagem de 71%.

Não foram relatadas diferenças entre o mecanismo de torção de um testículo ectópico em comparação com um testículo implantado. A torção intravaginal continua a ser de longe a mais comum, independentemente da localização do testículo, uma vez que os bebés são o grupo etário mais afetado.

3- Mês da consulta :

A relação entre o mês da consulta e a torção de um testículo criptorquídeo não foi estudada na literatura.

Por outro lado, foi demonstrado que a variação sazonal contribui para a torção de um testículo no local, sendo a torção mais comum durante os meses mais frios, especialmente em dezembro e janeiro [20].

A baixa temperatura ambiente pode provocar a contração do músculo cremastérico, levando à torção testicular. [21]

Vários estudos mostraram que a torção testicular coincidiu com baixa temperatura ambiente (<15°) e baixa humidade [20, 21, 22, 23]. Isto contrasta com a taxa encontrada no nosso estudo, em que 28% dos doentes foram consultados no verão. Estes resultados podem ter sido afectados por diferenças geográficas e, acima de tudo, pela localização anatómica do testículo.

3- Factores predisponentes :

A torção de um testículo escrotal ocorre principalmente em crianças e homens jovens com os seguintes factores de risco: uma deformidade subjacente da aba em forma de sino, um testículo não descido, traumatismo e torção anterior intermitente[6]. Por outro lado, vários factores podem predispor à torção de um testículo criptorquídeo:

-família :

Vários estudos têm suspeitado de uma predisposição genética como fator preditivo de torção testicular [24, 25, 26]. Nos nossos doentes, não foram encontrados antecedentes familiares. Isto pode ser explicado pelo facto de esta informação não ter sido solicitada durante a entrevista.

-pessoal :

* Ectopia testicular :

Uma história de ectopia testicular unilateral ou bilateral foi relatada em vários estudos [11, 27]. Isto está em boa concordância com os nossos resultados 62
% dos nossos doentes são conhecidos por terem ectopia testicular.

*Prematuridade e baixo peso à nascença:

De acordo com vários estudos, a incidência de criptorquidia em bebés prematuros tem sido entre 9% e 30%, o que é muito mais elevado do que em bebés de termo (2,7%-5,9%) [28, 29]. Esta patologia é multiplicada por 10 em bebés prematuros e recém-nascidos com baixo peso à nascença. [Tendo isto em conta, é provável que a torção testicular ectópica ocorra em bebés prematuros e de baixo peso à nascença. Os nossos doentes nasceram todos de termo, mas 5% dos nossos doentes tinham um baixo peso à nascença.

* Hérnia inguinal:

A anomalia mais frequentemente associada ao testículo não descido é a hérnia inguinal, um fator mecânico que impede a migração espontânea do testículo [33]. Na nossa série, a hérnia inguinal esteve associada a 10% dos casos. *Enterocolite necrotizante:

Um estudo publicado em 2010 postulou que a enterocolite necrosante estimula a torção testicular através da inflamação intestinal [32]. Pensou-se que a enterocolite necrosante tornava os testículos colocados no canal inguinal mais quentes e que a mucosa intestinal descia para a túnica. Consequentemente, a torção testicular em bebés prematuros e recém-nascidos com testículos ectópicos que apresentam infecções intestinais continua a ser altamente provável, mas esta noção não foi explorada durante a entrevista.

*Outros antecedentes

Dos nossos doentes, 9% tinham meningite, 5% tinham MFI, 5% tinham dificuldade respiratória neonatal e 5% tinham asma. Os estudos publicados não relataram casos semelhantes.

5- Comorbilidades :

* Paralisia cerebral (PC)

A prevalência de criptorquidia em pacientes com IMC foi estimada em cerca de 10 vezes mais do que na população em geral. [33]

A etiopatogénese permanece mal compreendida; foram propostas várias teorias: contração anormal ou espasmo dos músculos cremastéricos causando torção do cordão espermático. Esta teoria pode ser confirmada pela incidência de 53,8% de criptorquidia registada em doentes com IMC. Outras publicações relataram casos de torção ectópica do testículo em doentes com doenças neuromusculares espásticas. [16,34] Na nossa série, 42% dos doentes tinham IMC e não foi relatada nenhuma doença neuromuscular espástica.

* Epilepsia :

Vários estudos relataram uma clara associação entre epilepsia e testículos não descidos em doentes. Várias hipóteses de diagnóstico têm sido discutidas, sendo as mais relevantes as perturbações de deleção cromossómica 6q *188 e as disfunções endócrinas [35].

A epilepsia também foi registada em 9% dos nossos doentes.

6- Motivos da consulta :

O principal motivo de consulta nos casos de torção do testículo ectópico foi a tumefação e/ou dor inguinal. Estes dois motivos estiveram associados em 38% dos casos do nosso estudo, sendo que os sinais inflamatórios locais estiveram associados à tumefação inguinal em 9% dos casos. A agitação foi o sintoma mais comum de dor nos lactentes, sendo o motivo de consulta em 5% dos casos. Estes dados estão de acordo com os de Naouar et al [11], onde a tumefação inguinal foi referida em 85% dos casos, associada a sinais inflamatórios locais em 15% e a agitação isolada num lactente em 7%. Em contraste com a torção de um testículo no local, onde a dor escrotal dominou o quadro clínico associado à posição elevada do testículo, edema escrotal e alterações na pele escrotal [36, 37].

7- Duração dos sintomas:

O tempo médio de progressão no nosso estudo foi de 31 horas, com extremos de 12 horas e 72 horas. A duração média dos sintomas no grupo da ocidopexia foi de 21,4 horas e de 38,4 horas no grupo da orquiectomia. Esses tempos foram maiores do que os relatados por Naouar et al [11]: a duração média dos sintomas foi de 14,5 com 6,5 h para o grupo da orquidopexia e 21,2 h para o grupo da orquidectomia. Esta situação pode ser explicada pela falta de conhecimento da doença por parte dos pais, mas também pela predominância de formas frustradas ou atípicas.

8- Sinais associados :

O nosso estudo mostrou que a torção de um testículo criptorquídeo pode ser acompanhada de febre em 14% dos casos e de sinais digestivos, como vómitos, em 9% dos casos. Estes dados são inferiores aos de Gharbi et al[31], onde os sintomas digestivos foram muito significativos e dominaram o quadro clínico em 40,6% dos casos.

Vários estudos relataram também sinais digestivos: náuseas e vómitos, que podem estar associados à torção de um testículo implantado. Sinais urinários, como disúria, também podem ser relatados pelos pacientes [37].

9- Exame físico :

Os sinais físicos no nosso estudo eram evidentes e incluíam uma tumefação inguinal dolorosa e intratável com uma bursa homolateral vazia em todos os casos, associada a sinais inflamatórios locais em 43% dos casos. Os nossos valores são comparáveis aos de Naouar et al*4 que também referem uma tumefação inguinal dolorosa à palpação com uma bursa homolateral vazia em 92% dos casos, com sinais inflamatórios em 15% dos casos.

A sensibilidade da fossa ilíaca direita ao exame abdominal foi descrita em doentes adultos. [11, 38, 39]

Durante a torção de um testículo no local, o exame clínico é muito mais óbvio e desempenha um papel importante na investigação do escroto agudo, de acordo com uma revisão da literatura [40]. Esta revelou: um reflexo cremastérico ausente ou patológico em 80%, uma posição anormal do testículo em 64%, sensibilidade escrotal difusa à palpação em 94,8%, edema escrotal em 68,3% ou edema testicular em 66% e eritema escrotal em 45,2%. A torção de um testículo escrotal pode ser avaliada utilizando a pontuação TWIST (Testicular Workup for Ischemia and Suspected Torsion). A pontuação é a seguinte: inchaço testicular (2 pontos), testículo duro (2 pontos), reflexo cremastérico ausente (1 ponto), náuseas e vómitos (1 ponto) e testículo de alto nível (1 ponto). Uma pontuação de 0 é preditiva de não torção, e uma pontuação de 6 ou 7 é altamente preditiva de torção testicular [41]. A utilização desta pontuação é limitada à torção de um testículo estabelecido.

10- Coté :

Estima-se que a torção do testículo esquerdo seja 2 vezes mais frequente, independentemente da posição do testículo afetado, porque o cordão esquerdo é mais longo. [11, 31, 39, 42,43 ,44] A nossa série também mostrou uma predominância do lado esquerdo em 76 dos casos.

II- Estudo paraclínico :

1- Ecografia e anomalias descritas :

A ecografia associada ao Doppler provou ser a modalidade de imagem de primeira linha em casos de suspeita de torção de um testículo ectópico ou em casos de escroto agudo. É utilizado para confirmar o diagnóstico e prever o prognóstico funcional do testículo [45]. No entanto, a sua sensibilidade é de apenas 69,2% e a sua especificidade de 100% no caso de escroto agudo. [Alguns autores consideram mesmo que a exploração ecográfica e eventualmente o exame Doppler pouco contribuem nas crianças e que este exame apenas atrasa o tratamento cirúrgico [48]. Esta ecografia procurou bobinas e permitiu-nos concluir que não havia vascularização. A visualização da vascularização não é um sinal patognomónico de torção do cordão espermático. A visualização de espirais é muito mais fiável com uma sensibilidade de 99% comparada com 76% na série de Kalfa et al [49].

A ecografia abdominal é considerada pouco fiável para o diagnóstico de torção testicular ectópica: Nadav [50] apresentou três pacientes com história de ectopia que foram admitidos na emergência devido a agitação e massa inguinal dolorosa. Em dois pacientes, o Doppler diagnosticou uma hérnia encarcerada, mas a exploração cirúrgica revelou torção dos testículos não descidos sem evidência de hérnia encarcerada. No terceiro caso, a ecografia com Doppler demonstrou torção testicular, mas a cirurgia revelou uma hérnia inguinal encarcerada sem evidência de torção testicular, pelo que os clínicos devem estar atentos, uma vez que o diagnóstico pode ser difícil e os resultados da ecografia com Doppler podem ser enganadores. Apenas um dos nossos 15 doentes submetidos a ecografia Doppler mostrou uma hérnia inguinal estrangulada com conteúdo epiploico e testicular, com sinais de hipovitalidade testicular, que foi invalidada no intra-operatório. As caraterísticas ecográficas da torção testicular em recém-nascidos foram divididas, segundo Traubici et al [51], em três tipos: o tipo I incluía um aumento acentuado do tamanho do testículo afetado com heterogeneidade, sem sinal Doppler detetável; o tipo II mostrava um testículo de tamanho normal com heterogeneidade e hiperecogenicidade periférica; e o tipo III consistia num testículo acentuadamente diminuído de tamanho e áreas de hiperecogenicidade dispersas pelo testículo. O tipo I foi associado a torção testicular na fase aguda e os tipos II e III reflectem as fases mais tardias de atrofia parenquimatosa progressiva. Na nossa série não houve nenhum aspeto ecográfico específico que previsse o prognóstico funcional do testículo.

É importante notar que o sinal caraterístico da torção testicular na ecografia é a ausência de fluxo sanguíneo testicular ou de sinais de turbilhão (torção do cordão espermático). Não se deve esquecer que a ecografia Doppler continua a ser um exame dependente do operador, com uma sensibilidade muito variável. Por conseguinte, em caso de dúvida, a imagiologia não deve atrasar a exploração cirúrgica.

2- Biologia :

A literatura não dá qualquer importância à avaliação biológica, que é muitas vezes pouco notável. Os nossos resultados também foram consistentes: a avaliação biológica foi normal em 43% dos nossos doentes.

III-Exploração cirúrgica: 1-Acesso :

A abordagem inguinal era a regra nos casos de torção de um testículo ectópico. A incisão escrotal é indicada nos casos de torção de um testículo no local.

2- Factores de prognóstico :

Vários estudos afirmaram que o grau de isquémia estava diretamente dependente da duração, do grau de rotação e da espessura do cordão espermático. [42,52]

Os cordões mais espessos levam à formação de hélices mais longas com fluxo sanguíneo prejudicado do que os cordões mais finos para o mesmo grau de torção. [52]

Estima-se que as taxas de salvamento da torção testicular variem entre 90-100% se a torção ocorrer dentro de 6 horas após o início dos sintomas, mas diminuem para 20% após 12 horas e de 10% a 0% se o atraso for superior a 24 horas. [53]

Bartsch et al [54] referiram que os danos isquémicos irreversíveis no parênquima testicular podem começar logo 4 horas após a oclusão do cordão umbilical.

Tendo em conta as consequências potencialmente catastróficas de um atraso ou de um diagnóstico errado, a abordagem atual é a seguinte: qualquer doente que apresente uma possível torção testicular deve ser submetido a uma exploração cirúrgica o mais rapidamente possível, nas primeiras 6 horas. Nenhum exame radiológico deve atrasar este procedimento. A ecografia só deve ser proposta se puder ser realizada sem atrasar a cirurgia ou, em alternativa, para confirmar outro diagnóstico.

3- Número de voltas da torção testicular :

Estudos experimentais demonstraram que a torção do cordão espermático <360° pode não comprometer o fluxo sanguíneo testicular [55,56]. Na nossa série, 61% dos doentes apresentavam 1 a 2 espirais pouco compactadas (<360°), o que explica o número de testículos salvos apesar do tempo médio de evolução de 31 horas.

4- Achados intra-operatórios :

Gharbi et al [31] referiram na sua série que 60% dos testículos estavam obviamente necrosados; este achado também foi encontrado na nossa série com uma percentagem de 86%. No relatório operatório, devemos especificar a duração da evolução (fator prognóstico importante) e a espessura do cordão, o número de voltas, a direção e o grau e o aspeto do testículo (utilizar uma escala padronizada para o grau de contusão).

IV-   Procedimentos cirúrgicos:
V-   1- procedimento:

A cirurgia consiste, em primeiro lugar, na exploração do lado afetado e, se o diagnóstico for confirmado, na detorsão do testículo e, se a revascularização for satisfatória, na fixação do testículo depois de este ter sido baixado. A orquiectomia é efectuada se o testículo estiver claramente necrosado. Nos casos intermédios, a decisão terapêutica é difícil de tomar. Comadoe et al [57] estudaram 3 parâmetros que podem facilitar a escolha terapêutica: a evolução dos sintomas com duração superior a 10 horas, a ausência de fluxo sanguíneo à ecografia Doppler e a ausência de hemorragia após a incisão da túnica albugínea. Naouar et al [11] relataram uma duração média dos sintomas no momento da cirurgia de 6,5 horas nos casos tratados com orquidopexia e de 21,2 horas no grupo da orquiectomia, porém nossos resultados mostraram durações maiores: a duração média no grupo da orquidopexia foi de 22 horas e de 39 horas no grupo da orquidectomia. A diferença nas faixas etárias das populações estudadas pode estar na origem desta diferença. O tipo de fixação tem sido amplamente debatido na literatura [58], uma vez que muitas recidivas têm sido descritas [59]. Vários métodos foram descritos e são atualmente utilizados para a fixação testicular, tais como a fixação do testículo por sutura ou a criação de uma bolsa de dartos, sendo que a utilização de suturas absorvíveis acompanhou a recorrência na maioria dos casos.

É interessante notar que a bolsa escrotal e a eversão vaginal com fixação de dartos utilizando suturas não absorvíveis podem ser superiores a outras técnicas conhecidas e parecem promissoras. A orquiectomia está indicada nos casos em que os sintomas tenham progredido durante mais de 10 horas, não haja vascularização ao eco-Doppler e não haja hemorragia após a incisão da albugínea.

2- Testículo contralateral :

Embora a fixação profiláctica do testículo contralateral seja recomendada pela maioria dos autores para reduzir o risco de recorrência contralateral e preservar a fertilidade dos doentes, um estudo recente [60] sugeriu que a realização deste procedimento após a torção de um testículo estabelecido não parece trazer qualquer benefício e está associada a uma maior taxa de complicações pós-operatórias. A literatura recomenda duas opções diferentes; a fixação do testículo contralateral é realizada no mesmo tempo operatório ou num segundo tempo [13]. No nosso estudo, 38% dos doentes foram submetidos a orquidopexia profiláctica contralateral no mesmo tempo operatório.

A orquidopexia contralateral não é recomendada. Foi descrita esterilidade a longo prazo e está também associada a uma elevada taxa de complicações pós-operatórias. A orquidopexia deve ser realizada numa escala limitada e depois de informar a doente dos riscos e potenciais benefícios.

VI- Acompanhamento pós-operatório: 1-Acompanhamento imediato :

Não foram relatadas complicações na literatura durante o período pós-operatório, o que é o mesmo para os nossos resultados.
2- Controlo a longo prazo :

Após 2 anos de seguimento de 6 pacientes submetidos a orquidopexia, Gharbi et al. [31] relataram: 1 caso de testículo de tamanho normal, 3 casos de hipotrofia e 2 casos de atrofia testicular. Os nossos resultados mostraram testículos de tamanho normal em 3 dos 5 pacientes que fizeram orquidopexia, comparados com 2 casos de atrofia testicular. Foi registada uma torção testicular contralateral num doente. Nenhum estudo analisou o impacto a longo prazo na fertilidade dos doentes. No entanto, foram registados efeitos deletérios na contagem de espermatozóides, em particular a criação de anticorpos anti-espermatozóides, a longo prazo [1].

VII- Anatomopatologia :

A torção do cordão espermático reduz o suprimento de sangue para os testículos, levando a hemorragia, infarto e necrose. Numerosos estudos têm demonstrado que o enfarte testicular começa nas primeiras 2 horas após o início da torção do cordão espermático, os danos irreversíveis ocorrem após 6 horas e o enfarte completo desenvolve-se após 24 horas [61]. Na nossa série, 100% dos exames patológicos mostraram necrose hemorrágica. Estes resultados são próximos dos de Naouar et al [11] e Gharbi et al [12] [32], que encontraram enfartes testiculares hemorrágicos e necrose no exame anatomopatológico da maioria dos testículos excisados, tendo sido encontrado um tumor testicular apenas num doente adulto.O seguimento a longo prazo destes doentes (fertilidade, repercussões psicológicas e aspeto ecográfico dos testículos) parece ser de interesse para tirar conclusões sobre o valor da orquidopexia no caso de um testículo isquémico.

Tabela IV: Comparação entre a duração dos sintomas e o aspeto intra-operatório no grupo da orquiectomia

pacientes	Duração dos sintomas (em horas)	Aspeto intra-operatório
1	48 horas	Testículo necrótico
2	48 horas	Testículo necrótico
3	24 horas	Testículo necrótico
4	24 horas	Testículo necrótico
5	48 horas	Testículo azul-arroxeado
6	24 horas	Testículo necrótico
7	72 horas	Testículo necrótico
8	48 horas	Testículo necrótico
9	48 horas	Testículo necrótico
10	24 horas	Testículo necrótico
11	24 horas	Testículo azul-arroxeado

Tabela V: Duração dos sintomas, resultados intra-operatórios e resultados a longo prazo no grupo da orquidopexia

Doentes	Tempo de desenvolvimento de sintomas (em horas)	Observação intra-operatória	Tendências a longo prazo
1	12 horas	Testículo negro	testículo de tamanho normal com torção testicular contralateral (após 5 meses)
2	4 p.m.	Testículo negro	Testículo atrófico
3	12 horas	Testículo enegrecido	Perdido de vista
4	24 horas	Testículo negro	Perdido de vista
5	12 horas	Testículo negro	Perdido de vista
6	12 horas	Testículo negro	Testículos de tamanho normal
7	3 p.m.	Testículo negro	Perdido de vista
8	48 horas	Testículo azul-púrpura	Perdido de vista
9	48 horas	Testículo negro	Testículo atrófico
10	24 horas	Testículo negro	Perdido de vista

CONCLUSÃO

A torção do cordão espermático num testículo não descido é uma condição rara. O estrangulamento mecânico do cordão espermático resulta na compressão dos elementos venosos e arteriais, levando rapidamente à necrose completa e irreversível do testículo por isquémia. É neste contexto que se insere o nosso estudo, no qual nos propomos avaliar a prevalência da torção testicular para melhor caraterizar esta patologia e assim reduzir a taxa de orquiectomia. Para atingir estes objectivos, realizámos um estudo retrospetivo, no qual incluímos 21 casos de torção testicular não descida, que foram operados no departamento de cirurgia pediátrica do CHU Fatouma Bourguiba Monastir. Este estudo abrange um período de 16 anos, de janeiro de 2005 a julho de 2020. No final do nosso trabalho, emergem as seguintes conclusões: A idade dos nossos pacientes variou entre 11 dias e 9 anos, com uma idade média de 2 anos e um pico na faixa etária de 1 mês a 2 anos. Sessenta e dois por cento (62%) dos pacientes foram acompanhados por testículo ectópico e 42% dos pacientes tinham paralisia cerebral. O edema inguinal foi o motivo de consulta em 95% dos casos, associado a dor inguinal em 38% dos casos. O exame clínico revelou uma tumefação inguinal dura, dolorosa e irredutível à palpação, com uma bursa homolateral vazia em todos os doentes, associada a sinais inflamatórios locais em 43%. Os testículos afectados eram 76% esquerdos. O diagnóstico de torção de um testículo ectópico foi feito por ecografia Doppler em 15 doentes e foi confirmado por exploração cirúrgica em todos os doentes. A duração média dos sintomas foi de 22 horas no grupo da orquidopexia e de 39 horas no grupo da orquidectomia. O seguimento a longo prazo dos pacientes com orquidopexia mostrou atrofia testicular em 2 pacientes. No final deste trabalho, verifica-se que a torção de um testículo ectópico em crianças é uma patologia pouco frequente mas grave que implica o prognóstico funcional dos testículos. Deve ser suspeitada em qualquer criança com história de ectopia testicular que apresente uma tumefação inguinal dolorosa. A ecografia Doppler continua a ser um exame dependente do operador, com sensibilidade variável, e só deve ser solicitada em caso de diagnóstico. Não deve, em caso algum, atrasar o tratamento cirúrgico, que deve ser efectuado nas primeiras 6 horas. A exploração cirúrgica revela frequentemente uma torção intravaginal, cujo mecanismo fisiopatológico é uma malformação em forma de sino. A orquidopexia está indicada na presença de um testículo viável, a técnica O método de fixação mais recomendado é a eversão vaginal com fixação de dartos com suturas não absorvíveis. A orquiectomia continua a ser o último recurso quando estes 3 parâmetros são cumpridos: os sintomas evoluem durante mais de 10 horas, não há fluxo sanguíneo na ecografia com Doppler e não há hemorragia após a incisão da túnica albugínea. A fixação do testículo contralateral é fortemente desencorajada devido às complicações pós-operatórias e ao risco de infertilidade a longo prazo. O seguimento a longo prazo é importante para avaliar o estado do testículo operado. Os resultados a longo prazo devem ser avaliados com base na troficidade do testículo detoriado, bem como na fertilidade destes doentes.

BIBLIOGRAFIA

1- Karl J., Capel B., Dev Biol Sertoli cells of the mouse testis originate from the coelomic epithelium. 998 Nov 15; 203(2): 323-33.

2- Williamson RC. Torsion of the testis and allied conditions. Br J Surg. 1976 Jun;63(6):465-76. doi: 10.1002/bjs.1800630618. PMID: 6106.

3- Cummings J.M., Boullier J.A., Sekhon D., Bose K. Adult testicular torsion J Urol 2002 ; 167 : 2109-2110

4- Valla JS, Steyaert H, Colomb F, Ginier C. Management of acute swollen scrotum in children. [Tratamento do escroto inchado agudo em crianças] Ann.Chir. 1998;52(10):1033-7.

5- Cavusoglu YH, Karaman A, Karaman I, Erdogan D, Aslan MK, Varlikli O, et al. Escroto agudo -- etiologia e tratamento. Indian J.Pediatr. 2005; Mar;72(3):201-3.

6- Palmer LS, Palmer JS. Gestão de anomalias dos órgãos genitais externos em rapazes. Em: Wein AJ, Kavoussi LR, Partin AW, et al, editores. Campbell-Walsh urology. 11th ed. Philadelphia: Elsevier; 2016. p. 3384-97

7- Lee C Zhao 1, Timothy B Lautz, Joshua J Meeks, Max Maizels. Pediatric testicular torsion epidemiology using a national database: incidence, risk of orchiectomy and possible measures towards improving the quality of care. J Urol. 2011 Nov;186(5):2009-13

8- Dimopoulos C, Giannopoulos A, Doïkas J, Ntoutsias A. Unusual presentation of testicular torsion. Uma revisão de 40 casos. Eur Urol. 1976;2(4):179-81. doi: 10.1159/000471998. PMID: 1009973.

9- Sauvat F, Hennequin S, Ait Ali Slimane M, Gauthier F. An age for testicular torsion? [Age for testicular torsion?] Arch Pediatr. 2002

Dec;9(12):1226-9. Francês. doi: 10.1016/s0929-693x(02)00112-4. PMID: 12536102.

10- Cuckow PM, Frank JD. Torsion of the testis. BJU Int. 2000 Aug;86(3):349-53. doi: 10.1046/j.1464-410x.2000.00106.x. PMID: 10930945.

11- Naouar S, Braiek S, El Kamel R. Testicular torsion in undescended testicles: a persistent challenge. Asian J Urol . 2017; 4 (2): 111-115. doi: 10.1016 / j.ajur.2016.05.007

12- Gnassingbe K et al . les torsions du cordon spermatique chez l'enfant .African Journal of urology . vol 15.2009 .263-267.

13- Dorit Zilberman, Yael Inbar, Zehava Heyman, Danny Shinhar, Ron Bilik, Itamar Avigad, Paul Jonas, Jacob Ramon, Yoram Mor, Torsion of the Cryptorchid Testis-Can It be Salvaged?,The Journal of Urology, Volume 175, Edição 6, 2006, 2287-2289

14- Boettcher M, Bergholz R, Krebs TF, Wenke K, Aronson DC. Clinical predictors of testicular torsion in children. Urology. 2012 Mar;79(3):670-4. doi: 10.1016/j.urology.2011.10.041. PMID: 22386422.

15- Candocia FJ, Sack-Solomon K. Um bebé com torção testicular no canal inguinal. Pediatr Radiol. 2003 Oct;33(10):722-4. doi: 10.1007/s00247- 003-0984-8. Epub 2003 Aug 22. PMID: 12937868.

16- Schultz KE. Walker J. Testicular Torsion in Undescended Testes (Torção testicular em testículos não descidos). Ann Emerg Med 1984;13:7.

17- Baglaj M, Carachi R. Torção testicular bilateral neonatal: um apelo à exploração de emergência. J Urol 2007;177:2296-9

18- César RE, Kaplan GW. Incidência da deformidade de bell-clapper em séries de anautópsias. Urologia 1994;44:114-6

19- Toft P, Nikolajsen IL. Torção de testículo intra-abdominal não maligno. Relato de um caso. Ata Chir Scand. 1986 Jan;152:77-8. PMID: 3953225

20- Hoshino H, Abe T, Watanabe H, Katsuoka Y, Kawamura N. Correlação entre a temperatura atmosférica e a torção testicular. Hinyokika Kiyo. 1993;39(11):1031-1033. discussão 1033-1034. Japonês

21- Shukla RB, Kelly DG, Daly L, Guiney EJ. Association of cold weather with testicular torsion (Associação do tempo frio com torção testicular). Br Med J (Clin Res Ed) 1982;285(6353):1459-1460

22- Molokwu CN, Somani BK, Goodman CM. Resultados da exploração escrotal para dor escrotal aguda suspeita de torção testicular: uma série de casos consecutivos de 173 pacientes. BJU Int. 2011 Mar;107(6):990-3. doi: 10.1111/j.1464-410X.2010.09557.x. Epub 2010 Sep 21. PMID: 21392211.

23- Srinivasan AK, Freyle J, Gitlin JS, Palmer LS. Climatic conditions and the risk of testicular torsion in adolescent males (Condições climáticas e risco de torção testicular em adolescentes do sexo masculino). J Urol. 2007 Dec;178(6):2585-8; discussion 2588. doi: 10.1016/j.juro.2007.08.049. Epub 2007 Oct 22. PMID: 17945301.

24- Thorup J, Cortes D, Petersen BL. The incidence of bilateral cryptorchidism is increased and the fertility potential is reduced in sons born to mothers who have smoked during pregnancy. J Urol. 2006 Aug;176(2):734-7. doi: 10.1016/j.juro.2006.03.042. PMID: 16813933.

25- Shteynshlyuger A, Yu J. Rtorsion testicular familiar: uma meta análise sugere herança. J Pediatr Urol 2013;9:683-90.

26- Pierik FH, Burdorf A, Deddens JA, Juttmann RE, Weber RF. Maternal and paternal risk factors for cryptorchidism and hypospadias: a case-control study in newborn boys. Environ Health Perspect. 2004 Nov;112(15):1570-6. doi: 10.1289/ehp.7243. PMID: 15531444; PMCID: PMC1247623.

27- Docimo SG, Silver RI, Cromie W. O testículo não descido: diagnóstico e tratamento. Am Fam Physician. 2000;62:2037-44, 2047-8

28- Pillai SB, Besner GE. Pediatric testicular problems. Pediatr Clin North Am. 1998;45:813.

29- Marcador CG. A descida do testículo. Arch Dis Child. 1964;39:605-9.

30- Bartley G. Cilento, Samir S. Najjar, Anthony Atala, Cryptorchidism and Testicular Torsion, Pediatric Clinics of North America, Volume 40, Número 6, 1993, 1133-1149.

31- Gharbi M, Amri N, Chambeh W, Braiek S, Kamel RE. Torsão do testículo criptorquídeo. Can Urol Assoc J. 2010;4(6):393-396.

32- Jung YJ, Chung JM. Torção testicular na região inguinal num bebé com peso extremamente baixo à nascença. Korean J Pediatr. 2010;53(9):852-854. doi:10.3345/kjp.2010.53.9.852

33- Barthold JS, Wintner A, Hagerty JA, Rogers KJ, Hossain MJ. Cryptorchidism in Boys With Cerebral Palsy Is Associated With the Severity of Disease and With Co-Occurrence of Other Congenital Anomalies (Criptorquidismo em Rapazes com Paralisia Cerebral está Associado à Gravidade da Doença e à Co-Ocorrência de Outras Anomalias Congénitas). Front Endocrinol (Lausanne). 2018;9:151. Publicado em 16 de abril de 2018. doi:10.3389/fendo.2018.00151

34- Ito T, Matsui F, Fujimoto K, Matsuyama S, Yazawa K, Matsumoto F, Shimada K. Acquired undescended testis and possibly associated testicular torsion in children with cerebral palsy or neuromuscular

disease. J Pediatr Urol. 2018 Oct;14(5):402-406. doi:
10.1016/j.jpurol.2018.08.015. Epub 2018 Aug 23. PMID: 30219308.

35- Thapa LJ, Pokharel BR, Paudel R, Rana PV. Associação de
convulsões, dismorfismo facial, hérnia umbilical congénita e testículos
não descidos. Kathmandu Univ Med J (KUMJ). 2012 Jan-Mar;10(37):91-
3. doi: 10.3126/kumj.v10i1.6924. PMID: 22971872.

36- Srinivasan A, Cinman N, Feber KM, Gitlin J, Palmer LS. História e
achados do exame físico preditivos de torção testicular: uma tentativa de
promover o diagnóstico clínico pelo pessoal da casa. J Pediatr Urol.
2011 Aug;7(4):470-4. doi: 10.1016/j.jpurol.2010.12.010. Epub 2011 Mar
30. PMID: 21454130.

37- Sharp VJ, Kieran K, Arlen AM. Testicular torsion: diagnosis,
evaluation, and management. Am Fam Physician. 2013 Dez
15;88(12):835-40. PMID: 24364548.

38- Ueno K , Hayashi H, Oohama K, AsanoS . Torsão não detectada de
um testículo não descido detectada com imagens testiculares. Journal of
Nuclear Medicine junho de 1987, 28 (6) 1061.

39- Plitt DC, Fotos JS, Hulse MA, Neutze JA. Ascensão testicular como
mecanismo de torção intra-abdominal. Radiol Case Rep. 2015;5(2):299.
Publicado em 6 de novembro de 2015. doi:10.2484/rcr.v5i2.299

40- Lafitte A, Joseph JM , Gehr M. Testicular torsion: a challenge for the
primary care physician. Revisão da literatura e meta-análise de
dispositivos de diagnóstico. Lausanne, setembro de 2016.

41- Sheth KR, Keays M, Grimsby GM, Granberg CF, Menon VS, DaJusta
DG, Ostrov L, Hill M, Sanchez E, Kuppermann D, Harrison CB, Jacobs
MA, Huang R, Burgu B, Hennes H, Schlomer BJ, Baker LA. Diagnosticar
a torção testicular antes da consulta urológica e da imagiologia:
Validation of the TWIST Score (Validação da pontuação TWIST). J Urol.

2016 Jun;195(6):1870-6. doi: 10.1016/j.juro.2016.01.101. Epub 2016 Feb 2. PMID: 26835833.

42- RINGDAHL.E. Torsão testicular. Am Fam Physician. 2006 Nov 15;74(10):1739-1743.

43 -ein SH ET AL. "Torção de um teratoma testicular benigno intra-abdominal não descido". The Journal of Urology, 139(2), p. 444

44- Even L, Abbo O, Le Mandat A, Lemasson F, Carfagna L, Soler P et al. Torção do cordão espermático em crianças: impacto do modo de consulta no atraso da gestão e na taxa de orquiectomia. Arch Pediatr. 2013; 20: 364-368

45- Cavusoglu YH, Karaman A, Karaman I, Erdogan D, Aslan MK, Varlikli O, et al. Escroto agudo - etiologia e tratamento. Indian J.Pediatr. 2005; Mar;72(3):201-3.

46- Lam WW, Yap TL, Jacobsen AS, Teo HJ. A ultrassonografia com Doppler colorido substituindo a exploração cirúrgica do escroto agudo: mito ou realidade? Pediatr.Radiol. 2005;Jun;35(6):597-600.

47- RAMBEAUD J.J., GREATOREX R.A.: Torsion of the testis and its appendages. Encylop. Med. Chir., Nephrol. Urol, 1991, 18622-A-10

48- Van Glabeke E, Khairouni A, Larroquet M, Audry G, Gruner M. Spermatic cord torsion in children. [Prog.Urol.1998; Abr;8(2):244-8.

49- Kalfa N, Veyrac C, Lopez M, Lopez C, Maurel A, Kaselas C, et al. Avaliação multicêntrica da ultrassonografia do cordão espermático em crianças com escroto agudo. J.Urol. 2007; Jan;177(1):297,301; discussão 301.

50- Nadav Slijper MD et al. Validação crítica do ultrassom Doppler no diagnóstico da torção do testículo não descido.IMAJ. fevereiro de 2007.vol9.99- 101

51- Traubici J, Daneman A, Navarro O, Mohanta A, Garcia C.Testicular torsion in neonates and infants: sonographic features in 30 patients. AJR Am J Roengenol 2003;180:1143-5.

52- Bentley DF, Ricchiuti DJ, Nasrallah PF, McMahon DR. Torção do cordão espermático com perfusão preservada do testículo: observações anatómicas iniciais. J Urol. 2004 Dec;172(6 Pt 1):2373-6. doi: 10.1097/01.ju.0000145527.08591.27. PMID: 15538271.

53- Cattolica EV, Karol JB, Rankin KN, Klein RS. Alta taxa de salvamento testicular na torção do cordão espermático. The Journal of Urology. 1982 Jul;128(1):66-68. DOI: 10.1016/s0022-5347(17)52758-5.

54- Bartsch G, Frank S, Marberger H, Mikuz G. Testicular torsion: late results with special regard to fertility and endocrine function. J Urol. 1980 Sep;124(3):375-8. doi: 10.1016/s0022-5347(17)55456-7. PMID: 6776291

55- Bader TR, Kammerhuber F, Herneth AM. Fluxo sanguíneo testicular em rapazes avaliado por Doppler a cores e Doppler de potência. Radiology. 1997 Feb;202(2):559-64. doi: 10.1148/radiology.202.2.9015090. Errata em: Radiology 1997 May;203(2):580. PMID: 9015090.

56- Lee FT Jr, Winter DB, Madsen FA, Zagzebski JA, Pozniak MA, Chosy SG, Scanlan KA. Ecografia convencional com velocidade de Doppler a cores versus ecografia com energia de Doppler a cores para o diagnóstico de torção experimental aguda do cordão espermático. AJR Am J Roentgenol. 1996 Sep;167(3):785-90. doi: 10.2214/ajr.167.3.8751701. PMID: 8751701.

57- Cimador M, DiPace MR, Castagnetti M, DeGrazia E. Predictors of testicular viability in testicular torsion. J Pediatr Urol. 2007 Oct;3(5):387-90. doi: 10.1016/j.jpurol.2007.01.194. Epub 2007 Apr 2. PMID:

18947779.

58- Bolln C, Driver CP, Youngson GG. Operative management of testicular torsion: current practice within the UK and Ireland. J Pediatr Urol. 2006 Jun;2(3):190-3. doi: 10.1016/j.jpurol.2005.07.006. Epub 2005 Aug 31. PMID: 18947607.

59- Gesino A, Bachmann De Santos ME. Torção do cordão espermático após fixação testicular. Uma abordagem cirúrgica diferente e uma revisão das técnicas actuais. Eur J Pediatr Surg. 2001 Dec;11(6):404-10. doi: 10.1055/s- 2001-19721. PMID: 11807671.

60- I. Duquesne, U. Pinar, F. Bardet, I. Dominique, K. Kaulanjan, X. Matillon, C. Michiels, M. Vallée, Z. Khene, B. Pradère.ORQUIDOPEXIA CONTROLATERAL DURANTE A EXPLORAÇÃO SCROTAL PARA SUSPEIÇÃO DE TORÇÃO: É REALMENTE SEGURA?
RISCO ? Prog Urol, 2020, 13, 30, 727

61- Cattolica EV, Karol JB, Rankin KN, Klein RS. High testicular salvage rate in torsion of the spermatic cord. J Urol. 1982 Jul;128(1):66-8. doi: 10.1016/s0022-5347(17)52758-5. PMID: 7109074.

APÊNDICE 1

NOME :

PRIMEIRO NOME :

Idade (em meses):

Mês da consulta:

História familiar: criptorquidia

Antecedentes pessoais: prematuridade, baixo peso à nascença, onfalocele ou outra anomalia da parede abdominal hérnia inguinal

Comorbilidades: microcefalia, epilepsia, IMC, atraso mental, tetraplegia espástica, síndrome de down, doença neuromuscular espástica, escoliose neuromuscular, displasia congénita da anca, fusão vertebral posterior, enterocolite necrosante, DRGE, encefalopatia pelagra (deficiência de vitamina B).

Sintomatologia :

Duração dos sintomas: (em horas)

Sinais associados: náuseas, vómitos, febre, sinais urinários Exame físico :
Elementos: Sinal de Governador; cordão infiltrado, reflexo cremastérico ausente, sinal de Prehn negativo, sinais inflamatórios locais, baixa sensibilidade.

lado: (testículo direito ou esquerdo afetado)

Radiologia: Ecografia com Doppler (calendário em relação à consulta e à sintomatologia)

Cintigrafia por ressonância magnética

Anomalias descritas :

Biologia: exames inflamatórios e infecciosos (hemograma - PCR)

Localização do testículo afetado

Grau de torção testicular: (número de voltas) Manobra de destorção manual efectuada ou não

Cirurgia :

Abordagem inguinal ou escrotal Achados intra-operatórios

Orquidectomia ou procedimentos de fixação

Testículo contralateral: localização e fixação Pós-operatório :

Complicações

Exame anatomopatológico para orquiectomia Duração do acompanhamento pós-operatório :

Passo atrás

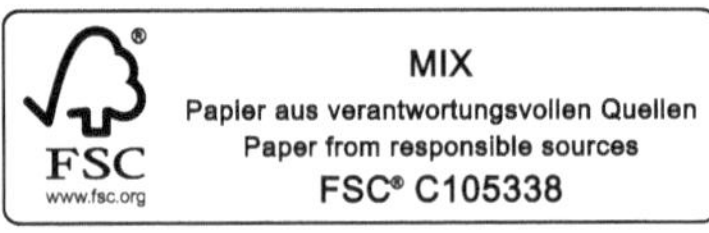

Printed by Books on Demand GmbH, Norderstedt / Germany